Pegane Diät für Anfägner

Mit Kochbuch und Ernährungsplan

Schnell und einfach Gewicht verlieren mit der Steinzeitdiät

By

Amer K.

VORWORT

Jahrelange exzessive und unausgewogene Essgewohnheiten haben meinen Körper dazu getrieben sich zu wehren und mir verschiedenste Krankheiten zu bescheren. Heute sitze ich da und leide an Neurodermitis, Asthma Bronchiale, Schilddrüsenunterfunktion, Lebensmittelallergien und noch ein Haufen mehr.

Letzten Sommer jedoch kam dann die Hiobsbotschaft. Nachdem ich mich eine Woche lang sehr unausgewogen (90% Fleisch) ernährt hatte, konnte ich von einem Tag auf den anderen nicht mehr gehen ohne mich aus Schmerzen zu krümmen, da ich im rechten großen Zehen solche Schmerzen hatte die es mir unmöglich machten den Fuß zu belasten. Die Schmerzen fühlten sich an als ob ich 1000 Glasscherben im Zehenknochen hätte. Anfangs dachte ich nur, dass es eine Verletzung war, doch der Besuch beim Arzt bestätigte dann die Befürchtung meiner Mutter. Ich hatte/habe Gicht.

Zunächst hatte ich wenig Ahnung was Gicht ist, doch als ich mich dann in die Thematik eingelesen habe, konnte ich es anfangs nicht fassen, dass ich mit Mitte 30 schon Gicht habe und mein ganzes Leben nun achten muss was und wie viel ich esse. Meine Essgewohnheiten musste ich von heute auf morgen ändern. Anfangs war es für mich ein Weltuntergang, doch mit der Zeit lernt man damit umzugehen und wenn man sich an einige kleine Vorgaben hält, dann ist das Ganze auch nur halb so schlimm.

Warum ich Dir das alles erzähle? Aus einem ganz bestimmten Grund. Die Ernährung spielt eine essentielle Rolle für deine Gesundheit. Ernährst du dich schlecht und unausgewogen, dann wirkt sich das auf deinen gesamten Körper aus. Du wirst es zwar ein paar Jahre lang ohne Nebenwirkungen machen können, doch irgendwann wird es dich auch erwischen und das möchte ich Dir hiermit ersparen.

Mit der Peganen Diät werden zwei Ernährungsformen kombiniert die nicht nur dein Gewicht positiv beeinflussen, sondern auch deine Gesundheit. Es werden die guten Eigenschaften der Veganen und Paleo Ernährung miteinander kombiniert. Ergebnis ist die Pegane Diät die richtige Wunder bewirkt. Überzeug dich selbst!

INHALTSVERZEICHNIS

Haftungsausschluss

Dieses Werk enthält Ideen, Meinungen und Anleitungen des Autors und hat die Absicht den Leser hilfreiches Wissen zu vermitteln. Die gezeigten Tipps und Anleitungen können möglicherweise nicht zu jedem passen und es gibt auch keine Garantie dafür, dass sie bei jedem funktionieren.

Die Benutzung und Ausführung der gezeigten Anleitungen erfolgt auf eigenes Risiko. Haftungsansprüche gegen den Autor aufgrund materieller oder ideeler Schäden durch Nutzung der gezeigten Informationen sind ausgeschlossen. Das Werk und die Inhalte wurden mit höchster Sorgfalt recherchiert und erarbeitet. Der Autor übernimmt dennoch keine Gewähr für Aktualität, Vollständigkeit, Korrektheit und Qualität der Informationen. Es können keine juristischen und sonstigen Haftungen für fehlerhafte Angaben vom Autor übernommen werden. In diesem Werk wird aus Gründen der besseren Lesbarkeit stets mit Maskulin angesprochen. Leserinnen sind aber ebenfalls angesprochen.

Kapitel 1: Einführung in die Pegane Diät

Der Name „Pegan-Diät“ verbindet zwei Ernährungsweisen: die Paleo-(oder Steinzeit-)Diät und die vegane Ernährung. Wenn Sie schon länger auf der Suche nach dem Weg zur gesunden Ernährung sind, hängt Ihnen das ständige Hören über neue Diäten und Ernährungsweisen und das Recherchieren dieser bestimmt schon zum Hals heraus.

Die beste Art der Ernährung scheint immer noch ein Mysterium zu sein. Immer wieder hören Sie von anderen, dass diese eine neue Diät gefunden haben, die wie ein Wunder funktioniert. Aber die Wahrheit ist: so etwas wie eine Wunderdiät gibt es nicht.

Die Wirkung von Diäten wird nur gern übertrieben, um Sie dazu zu bringen, diese auszuprobieren. Die Paleo-Diät ist nichts Besonderes. Sie ist nicht *die* Ernährungsweise, die Sie in nur einer Woche schon viel Gewicht verlieren lässt oder all Ihre gesundheitlichen Beschwerden in kürzester Zeit löst. Keine Diät schafft das.

Diäten sind nicht da, um Ihr gesamtes Leben in den Griff zu bekommen. Sie können Ihnen nur helfen, sich richtig zu ernähren und eine Balance zwischen guten und schlechten Ernährungsentscheidungen zu treffen.

Sie können in einer Diät nicht nach Magie suchen – das ist nur Fantasie. Wenn Sie es dennoch wollen, sollten Sie nach Hogwarts ziehen und Hermine fragen, ob sie Ihnen hilft, einen Zaubertrank zu brauen, den Sie nach jeder Mahlzeit trinken und der Sie damit für immer in Topform hält.

Falls sie das kann. Selbst das können wir Ihnen nicht versprechen. Es ist unmöglich, etwas zu versprechen, dass niemand jemals haben kann, vor allem nicht dadurch, Abkürzungen zu nehmen. Wenn es um Gesundheit und richtige Ernährung geht, gibt es nämlich leider keine Abkürzungen.

Was ist nun also diese Pegan-Diät? Sie haben bestimmt schon von der Paleo-, oder Steinzeit-Diät gehört und ganz bestimmt auch schon von der veganen Ernährung. Viele finden beide Ernährungsformen extrem und können sich nicht entscheiden, welche sie besser finden. Oder schlechter.

Menschen, die diese Ernährungsformen vertreten (und verkaufen wollen), versuchen oftmals, Sie mit einer Zaubershow zu überzeugen, in der sie Beweise bringen, die bezeugen sollen, dass ihre Ernährungsform die beste von allen ist – und dabei auf magische Art wissenschaftliche Erkenntnisse außer Kraft setzen.

Diese Argumente überzeugen Sie – und andere Menschen mit Hausverstand – aber nur selten.

Finden Sie sich hier wieder? Dann ist die Pegan-Diät etwas für Sie: sie vereint das Beste von beiden Ernährungsformen und bringt Ihnen somit eine Möglichkeit zur langfristigen, gesunden Ernährung.

Das Beste an der Paleo-Diät ist: sie wird Ihr Leben nicht drastisch verändern. Wenn Sie eine Diät suchen, die eine drastische Veränderung mit sich bringt, denken Sie vielleicht doch lieber noch einmal über den Hogwarts-Vorschlag weiter oben nach.

Jede Diät ist nur ein Weg, bestimmte Dinge zu essen und definitiv nicht mit Zauberei oder magischen Tränken verbunden. Das gilt auch für die pegane Ernährung – sie wird Ihre Verhaltensweisen verändern, aber nicht Sie selbst. Die Pegan-Diät dreht sich ganz darum, unverarbeitete Lebensmittel zu konsumieren. In der Zeit in der wir leben, wird es immer schwieriger, sich gesund zu ernähren, weil verarbeitete Lebensmittel und Fertigprodukte immer verfügbar sind. Wirklich unverarbeitete Lebensmittel werden immer seltener und teurer, weil verarbeitete Lebensmittel schon so üblich geworden sind.

Die Wichtigkeit von biologischen Lebensmittel ist etwas, auf das sich die meisten Leute einigen können. Aber für jene, die es nicht können: warum ist biologische Ernährung wichtig? Weil Sie Ihrem Körper natürliche Produkte schuldig sind, nicht Produkte, die künstlich gewachsen und entwickelt worden sind.

Die Pegan-Diät konzentriert sich auf dieses Prinzip und basiert daher vor allem auf biologischen Produkten. Sie ist eine vorwiegend vegetarische Ernährung, die daher primär pflanzenbasierte Lebensmittel verarbeitet – Sie können die Produkte aber unendlich variieren. Wenn Sie nicht auf Fleisch verzichten können, sollten Sie aber sichergehen, dass auch dieses aus biologischer Landwirtschaft stammt.

Falls Sie nun verwirrt sind, weil vegane Ernährung und die Verwendung von Fleisch nicht zusammenpassen? Hier ist Ihre Antwort: die pegane Ernährung ist nicht vegan – sie nimmt aber vegane Produkte in den Ernährungsplan auf, die sehr gesund sind, und auch täglich in nicht-veganen Speiseplänen vorkommen sollten. Diese Dinge beinhalten etwa Sojamilch und ähnliche vegane Ersatzprodukte für tierische Produkte, die manchmal sehr gesund sind, auf die man aber im alltäglichen Alltag nicht aufmerksam wird, weil die ungesunderen Alternativen, auf die wir aus Gewohnheit zurückgreifen, leichter zugänglich sind.

1. Wie funktioniert die pegane Ernährung?

Im Grunde ist pegane Ernährung einfach: rund drei Viertel des Essens, dass Sie täglich zu sich nehmen, wird durch pflanzliche Produkte ersetzt. Pflanzen sind entscheiedn für einen gesunden Körper – dieses Faktum wird sehr oft unterschätzt.

Die pflanzlichen Produkte, die Sie zu sich nehmen, sind entweder unverarbeitete Gemüse- oder Obstsorten oder aber Produkte, die aus diesen bestehen. Die restlichen 25% sind tierische Proteine oder gesunde Fette, wie etwa organisches Fleisch von hoher Qualität, Kokosnuss oder Avocado.

Der Sinn dieser Verteilung liegt darin, den vegetarischen Anteil der Ernährung soweit zu maximieren, dass auch der Proteinbedarf noch ausreichend abgedeckt wird. VeganerInnen würden hier argumentieren, dass kein Fleisch notwendig ist, um den Proteinbedarf abzudecken – aber genau deshalb wurde die Pegan-Diät geschaffen.

2. Wie werde ich zum Peganer?

Wie bereits erwähnt ist es wichtig, unverarbeitete Lebensmittel in der Pegan-Diät zu verwenden. Diese in Ihre Ernährung einzuarbeiten, ist laut dem Erschaffer der Diät, Dr. Mark Hyman, gar nicht so schwer:

1. Pflanzen sind Ihre besten Freunde: Sie sollten wesentlich mehr Pflanzen essen, als sie jetzt gerade tun. Wie gesagt bestehen in der Pegan-Diät rund 75% ihrer täglichen Nahrung aus Pflanzen. Das sind sehr viele Pflanzen! Wenn Sie also jemand sind, der mit Grünzeug rein garnichts anfangen kann, dann ist diese Diät nichts für Sie; dass der Großteil der Ernährung aus Pflanzen besteht, ist leider ein unumschiffbarer Faktor.
2. Fette per se zu vermeiden ist nicht der beste Weg zur gesunden Ernährung. Immer wieder hört man, dass die beste Ernährung darin besteht, alle Fette aus der Nahrung zu streichen. Das stimmt aber so nicht: um einen gesunden Lebensstil zu erreichen, muss ein wichtiger Teil ihrer Nahrung aus guten Fetten bestehen. Diese sind im Gegensatz zu ungesunden Fetten wichtig und helfen Ihnen, ein gesundes Körpergewicht zu erreichen.

Fette, die aus Nüssen stammen, sind etwa ein gutes Beispiel.

3. Nüssen und Samen sind essentiell: sie sind eine exzellente Quelle für Mineralstoffe und Proteine ebenso wie für gesunde Fette – diese drei Inhaltsstoffe sind wichtig, um einen gesunden Körper zu erhalten.
4. Vermeiden Sie Milchprodukte, weil diese tendenziell oft Verdauungsprobleme hervorrufen – nicht nur bei laktoseintoleranten Menschen. Dr. Hymen empfiehlt, Milch und Milchprodukte komplett aus der Ernährung zu streichen, um so gesund wie möglich zu sein, und nicht unter Magenproblemen zu leiden und die maximale Energie aus unseren Körpern schöpfen zu können.
5. Gluten ist nicht Ihr Freund. Wenn Sie die Pegan-Diät verfolgen wollen, empfehlen wir, kein Gluten zu sich zu nehmen. Sicher, glutenhaltige Produkte schmecken gut – aber sie sind nicht das Gesündeste.
6. Getreide sind gut, solang sie glutenfrei sind. Wenn Sie glutenfrei leben wollen, müssen Sie nicht zwingend alle Getreide aus Ihrer Ernährung streichen. Manche Produkte können Sie nicht mehr essen – aber von diesen abgesehen ist es nicht so schwierig, der peganen Ernährung zu folgen. Die Getreidemenge, die Sie zu sich nehmen dürfen, beträgt weniger als eine halbe Tasse

glutenfreien Getreides pro Mahlzeit; dieses weist im Idealfall auch einen niedrigen glykämischen Wert auf.

7. Bohnen sind ein Spezialfall: die Paleo-Diät sagt, dass auf Bohnen verzichtet werden sollte, Dr. Hyman argumentiert aber, dass sie in kleinen Dosen durchaus Vorteile aufweisen. Laut ihm sollten Sie aber lieber auf Linsen als auf Kidneybohnen zurückgreifen. Denken Sie also daran, wenn Sie die Pegan-Diät starten.
8. Proteine durch Fleisch sind in der Diät zwar inkludiert, diese ist aber großteils vegetarisch ausgerichtet. Wenn Sie also Fleisch essen, machen Sie das weniger häufig als Sie es bisher konsumieren – es sollte weniger als die Hälfte der Menge des Gemüses auf Ihrem Teller sein. Sie müssen Ihren Magen also dahingehend trainieren, grünes Gemüse zu essen, weil diese einen so großen Teil der Ernährung ausmachen.
9. Zucker sollten Sie nur in geringen Mengen zu sich nehmen. Sehen Sie Zucker als eine Belohnung – naschen Sie also nicht und versuchen Sie dann, die Süßigkeiten mit mehr Sport oder grünem Tee auszubalancieren. Das funktioniert nicht und ist ungesund. Um keinen Zucker mehr in Ihrem System zu habe, müssen Sie vermeiden, ihn überhaupt zu sich zu nehmen. Zucker tut ihrem Lebensstil nichts Gutes.

3. Vorteile

- Die Pegan-Diät schränkt weit weniger ein, als die Paleo- oder die vegane Ernährung, weil sie eine Mischung aus beidem ist, die gezielt das Beste aus beiden Ernährungsformen vereint und daraus ein System gesunder Ernährung macht.
- Pflanzenbasierte Ernährung erfüllt die Bedürfnisse Ihres Körpers zu einem großen Teil, weil Sie den Tagesbedarf vieler Nährstoffe abdeckt.
- Der Fokus auf biologisch angebaute Lebensmittel: bauen Sie diese nicht in Ihre Ernährung ein, machen Sie die Paleo-Diät nicht richtig und Sie können keine Ergebnisse erwarten. Verarbeitete- und Fertig-Lebensmittel führen zu einem Blähbauch und anderen Problemen, wie etwa Menstruationsbeschwerden und Zysten bei Frauen.
- Verringerte Aufnahme von Milchprodukten, Gluten und Zucker

4. NACHTEILE

- Wenn Sie nicht aufpassen, kann ein Proteinmangel auftreten. Natürlich können Sie auch mit der Paleo-Diät genügend Proteine aufnehmen, Sie müssen der Diät aber gezielt und überlegt folgen, um keinen Mangel zu erhalten.
- Weniger (tierische) Proteine aufzunehmen bedeutet, dass Sie sich öfter hungrig und möglicherweise nach dem Essen nicht so satt fühlen, wie Sie gewohnt sind. Sie können das Hungergefühl aber loswerden, indem Sie zwischen den Mahlzeiten Gemüse oder gesunde Snacks zu sich nehmen.

Kapitel 2: 13 pegane Rezepte für deine Küche

1. Erbsen und Pancetta

Das erste Rezept ist ein einfaches, schnelles und köstliches peganes Rezept. Es beinhaltet eine Menge peganer Zutaten, die zu einem leichten Snack verarbeitet werden, den Sie zu sich nehmen können, wenn Sie Lust auf etwas leckeres haben, aber nicht lange in der Küche stehen wollen. Es braucht weniger Zeit, als die meisten ungesunden Gerichte. Wenn Sie wollen, können Sie das Gericht auch als eine Art Salat ansehen – weil es wie Salat angerichtet und gegessen wird. Sie werden sowohl die Zubereitung, als auch das Essen dieser Mahlzeit lieben! Bleiben Sie gesund!

Zutaten:

- 2 EL extra-natives Olivenöl
- 60g geschnittenen Pancetta
- 3 EL gehackte Zwiebel
- 450g Erbsen aus biologischem Anbau
- ¼ Tasse trockenen Weißwein
- 1 ½ EL frischer Thymian
- Salz und Pfeffer zum Abschmecken

Zubereitungszeit:

Sie brauchen nicht lang, um das Gericht zuzubereiten. Zehn Minuten zur Vorbereitung der Zutaten und zehn Minuten zum Kochen – Sie sind in zwanzig Minuten fertig. Das ist auf jeden Fall eine Zeitmenge, die Sie sich auch im täglichen Leben nehmen können, um sich einen vollwertigen Snack zuzubereiten.

Zubereitung:

1. Erhitzen Sie Olivenöl in einer Pfanne.
2. Geben Sie Zwiebel und Pancetta in die heiße Pfanne.
3. Rösten Sie beides an, bis der Pancetta durchsichtig wird. Dies dauert etwa fünf Minuten.
4. Rühren Sie die Erbsen mit Wein, Thymian, Salz und Pfeffer ein.
5. Bringen Sie die Mischung zum Kochen.
6. Verringern Sie die Hitze und lassen Sie das Gericht für drei bis fünf Minuten köcheln.

Tip:

Nutzen Sie Alufolie, um Gerichte schnell und effektiv warum zu halten. Auch in der Lagerung von

Lebensmitteln ist Alufolie praktisch, um die Frische aufrecht zu halten.

2. Salat aus geröstetem Gemüse mit Knoblauchdressing und Kürbiskernen

Salate kann man aus fast allem zubereiten: was das ohnehin schon gute Gericht noch besser macht, ist, die Zutaten anzurösten und zu würzen. Gemüsesorten sind ein Segen, aber Sie werden noch besser, wenn man Sie in bestimmten Arten zubereitet – etwa als Spaghetti oder eben geröstet und gewürzt. Die pegane und die vegane Community kommen immer wieder mit neuen Zubereitungsarten, die die Lebensmittel spannend machen, vor allem für jene, die nur aus einer limitierten Auswahl wählen können. Das folgende Rezept wird sicher bald zu Ihrem ultimativen Wohlfühl-Rezept, so gut ist es.

Zutaten:

- 1 Knoblauchzehe
- 5 EL Olivenöl
- 1 Bund Karotten, gewaschen und geschält
- 1 Bund Rote Rüben, gewaschen und vorbereitet
- 1 Bund Mangold
- 1 EL Zitronensaft

- ¼ Tasse Kürbiskerne
- Salz und Pfeffer zum Abschmecken

Zubereitungszeit:

Sie brauchen etwa zehn Minuten Vorbereitungszeit, weil keine besondere Vorbereitung notwendig ist, außer das Waschen und Putzen der Gemüsesorten. Zum Kochen benötigen Sie etwa eine halbe Stunde – insgesamt also etwa 40 Minuten.

Zubereitung:

1. Tröpfeln Sie Olivenöl auf den Knoblauch, wickeln Sie ihn in Alufolie und backen Sie ihn im vorgeheizten Ofen für etwa 20 Minuten.
2. Nehmen Sie den Knoblauch aus dem Ofen, lassen Sie ihn aber in der Folie: so kühlt er langsam ab und kocht noch etwas weiter.
3. Blanchieren Sie die Karotten im kochenden Wasser für etwa zwei Minuten. In das selbe Wasser geben Sie danach die roten Rüben und kochen auch diese für etwa acht bis zehn Minuten.
4. Geben Sie die Gemüsesorten aus dem Wasser und schrecken Sie sie mit kaltem Wasser ab.
5. Schneiden Sie das Gemüse und geben Sie es auf ein Backblech. Beträufeln Sie es mit Olivenöl und backen Sie es für 20 Minuten im

Ofen, wobei Sie das Gemüse nach zehn Minuten wenden.

6. Backen Sie den Mangold auf einem zweiten Blech für etwa fünf Minuten.
7. Drücken Sie den Knoblauch in eine Schüssel aus und geben Sie Salz, Pfeffer, Olivenlö und Zitronensaft dazu. Mischen Sie – das ist Ihr Dressing.
8. Rösten Sie die Kürbiskerne in einer kleinen Pfanne auf mittlerer Hitze.
9. Rühren Sie die Kürbiskerne dabei stetig um.
10. Kombinieren Sie Gemüse und Dressing. Bestreuen Sie den Salat mit den Kürbiskernen und servieren Sie.

3. Blumenkohl-Pürree

Sie kennen Kartoffelpürree schon Ihr ganzes Leben. Sie kennen bestimmt auch Hummus. Diese beiden Dinge sind wunderbare Beilagen, passen aber nicht wirklich in die Pegan-Diät. Daher haben wir hier ein Rezept für ein ganz anderes Pürree für Sie: wir nennen es Blumenkohl- Pürree.

Zutaten:

- 1 Blumenkohl, etwa 800g, fein gehackt
- 1 gehackte Zwiebel
- 1 Knoblauchzehe, zerdrückt
- 1 EL Olivenöl
- Salz und Pfeffer zum Abschmecken

Zubereitung:

1. Nehmen Sie einen großen Topf und rösten Sie Zwiebel und Knoblauch, bis diese glasig sind.
2. Geben Sie den gehackten Blumenkohl dazu.
3. Löschen Sie das Gemüse mit ¼ Tasse Wasser oder Gemüsesuppe ab.
4. Geben Sie einen Deckel auf den Topf und drehen Sie die Hitze auf gering.

5. Lassen Sie das Gemüse köcheln.
6. Warten Sie fünf bis zehn Minuten.
7. Rühren Sie immer wieder um, damit Sie sicher gehen können, dass das Gemüse nicht zerkocht.
8. Verwenden Sie einen Stabmixer oder geben Sie den Topfinhalt in einen Standmixer.
9. Schmecken Sie mit Salz und Pfeffer ab.
10. Mixen Sie, bis eine cremige Masse entsteht.
11. Servieren Sie das Pürree noch warm.

4. Shrimps / Scampis mit Zucchininudeln

Gemüse sind schmackhaft und Sie haben sie sicher schon in jeder möglichen Form genossen. Aber sie sind noch besser, wenn man Sie als Ersatz für fast-unersetzbare Lebensmittel nutzt, wie etwa für Nudeln. Zucchini ist so schon okay, aber schmeckt wunderbar, wenn Sie es so zubereiten. Es ist so einfach wie es aussieht und so lecker, wie es klingt. Ja, es dauert ein bisschen in der Zubereitung – aber diese Zeit ist es definitiv wert.

Zutaten:

- 2 EL Olivenöl
- 400g Shrimp oder Scampi, vorbereitet
- 1 EL gehackter Knoblauch
- ¼ EL Chiliflocken
- ¼ Tasse Weißwein
- 2 EL Zitronensaft
- 2 mittelgroße Zucchini
- Gehackte Petersilie oder andere Kräuter ihrer Wahl

Wie machen Sie Nudeln aus Ihren Zucchini? Gemüsehobel oder Spiralisierer sind sehr gut geeignet für diesen Zweck – Sie werden merken, dass es zu Beginn als schwierige Aufgabe erscheint und die Nudeln auch nicht so schön aussehen werden. Aber sorgen Sie sich nicht: Sie werden schnell mit der Aufgabe wachsen. Wenn Sie einmal eruiert haben, wie Sie Nudeln aus Zucchini machen, werden Sie nicht mehr auf normale Pasta zurückgreifen wollen.

Zubereitung:

1. Geben Sie Olivenöl in eine Pfanne.
2. Lassen Sie das Olivenöl etwa eine Minute lang heiß werden.
3. Geben Sie Knoblauch und Chili dazu.
4. Lassen Sie beides etwa eine Minute anrösten.
5. Rühren Sie dabei um.
6. Fügen Sie die Shrimps dazu und kochen Sie diese.
7. Rühren Sie dabei immer wieder um oder wenden Sie die Shrimps, damit diese gleichwertig durch werden.
8. Wenn die Shrimps an allen Seiten rosa sind, wissen Sie, dass sie durch sind. Das dauert etwa drei Minuten pro Seite.
9. Würzen Sie mit Salz und Pfeffer und geben Sie die Shrimps dann aus der Pfanne.

10. Geben Sie Weißwein und Zitronensaft in die Pfanne.
11. Fügen Sie die Zucchininudeln dazu und lassen Sie diese etwa zwei Minuten in Wein und Zitronensaft köcheln.
12. Geben Sie die Shrimps zurück in die Pfanne und lassen Sie die Geschmäcker etwa eine Minute kombinieren. Schmecken Sie mit Salz und Pfeffer ab.

5. Hühner-Taco-Salat

Tacos! Schon der Gedanke daran macht, dass man etwa hundert davon auf einmal essen möchte. Aber wenn Sie eine pegane – oder jede andere – Diät verfolgen, ist es schwer, Dinge wie etwa Tacos zu essen. Aber sorgen Sie sich nicht, wir haben den perfekten Ersatz für ihre Lust auf die hochkalorigen Tacos. Probieren Sie den Tacosalat und futtern Sie sich voll!

Zutaten:

- 1 Dose schwarze Bohnen
- ¾ Tasse mittelscharfe Salsa
- ½ Tasse frisch gehackter Koriander
- 1 EL Zitronensaft
- 2 EL Chili
- 1 TL Kreuzkümmel
- 1 TL Koriandersamen
- 1 TL brauner Zucker
- ¼ TL Cayennepfeffer
- 1 EL Olivenöl
- 400g Hühnchenbrust
- 4 Maistortillas
- 4 Tassen geschnittener Salat

- 1 Avocado (optional)
- 1 Limette in Stücken (optional)
- ¼ Tasse Sauerrahm / saure Sahne (optional)

Zubereitung:

1. Bereiten Sie einen Grill vor und ölen Sie ihn leicht ein. Heizen Sie auf mittlere Hitze vor.
2. Vermischen Sie den Großteil des Korianders mit Bohnen, Salsa und Zitronensaft in einer Schüssel und stellen Sie diese zur Seite.
3. Mischen Sie Chili, Zucker und alle Gewürze mit Olivenöl in einer Schüssel und marinieren Sie Ihre Hühnerbrüste damit.
4. Grillen Sie Huhn und Tortillas auf dem Grill.
5. Schneiden Sie das Huhn in Streifen, geben Sie es in die Tortillas und toppen Sie mit der Bohnenmischung und dem restlichen Koriander sowie den optionalen Zutaten.

6. Scharfes Slow-Cooked Rindfleisch-Stew

In Beef-Stew sind oft viele verschiedene Gemüsesorten enthalten – wundern Sie sich also nicht, dass auch dieses Gericht in der peganen Diät vorkommt. Die Gemüse-Fleisch-Proportionen stimmen und auch der geringe Fleischgehalt ist kein Hindernis, wenn es um die Nährstoffversorgung geht. Unser Vorschlag wäre, das Gericht in einem Schon-/Langsamgarer (auch „Slow Cooker" oder „Crock Pot" genannt) zuzubereiten; besitzen Sie diesen nicht, können Sie aber auch einen großen Topf auf Ihrem Herd verwenden.

Zutaten:

- 1 EL Olivenöl
- 400 g Rindfleisch, geschnetzelt
- 2 Knoblauchzehen
- 1 TL gehackten Ingwer
- 1 Jalapeno-Schote
- 1 EL Currypulver
- 1 Dose geschnittene Tomaten in Saft
- 1 geviertelte Zwiebel
- 1 Tasse Rindsuppe

- Salz und Pfeffer zum Abschmecken

Zubereitung:

1. Erhitzen Sie das Öl in einer großen Pfanne oder einem Topf und schwitzen Sie das Fleisch darin gleichmäßig an. Vergewissern Sie sich, dass das Fleisch durch ist und nicht anbrennt und bleiben Sie daher immer beim Topf stehen.
2. Geben Sie das Fleisch aus der Form und würzen Sie es mit Salz und Pfeffer. Behalten Sie den Fleischsaft in der Pfanne oder dem Topf.
3. Geben Sie Zwiebel, Knoblauch, Ingwer und die geschnittene Jalapeno zum Fleischsaft und kochen Sie die Gewürze etwa fünf Minuten mit.
4. Fügen Sie das Currypulver hinzu und rühren Sie um. Gießen Sie dann mit der Rindsuppe auf.
5. Gießen Sie die Dose Tomaten in die Pfanne und geben Sie anschließend das Fleisch zurück in die Soße.
6. Drehen Sie die Temperatur auf niedrig und lassen Sie das Fleisch für bis zu sechs bis acht Stunden einkochen.

7. STIR FRY MIT TOMATEN UND EI

Dieses nette, herzhafte Gericht klingt wie Frühstück, ist aber nicht nur darauf beschränkt. Sie können zu jeder Tageszeit Eier essen. Wann immer Sie Lust auf etwas Leckeres haben: schlagen Sie ein Ei in die Pfanne und lassen Sie es sich schmecken! Dieses Stir-Fry mit Ei und Tomaten versorgt Sie gleichzeitig mit Gemüse und Proteinen. Es schmeckt außerdem so gut, dass Sie immer wieder darauf Hunger haben werden!

Die pegane Ernährung kann schwierig werden, wenn Sie nicht mehrere dieser kleinen Snackideen im Kopf haben. Ein Minus an der Diät sind die Anforderungen, die Sie an Ihre Nahrung stellen müssen – Sie müssen immer im Kopf haben, was Sie essen und essen dürfen, damit Ihre Nährstoffversorgung garantiert ist. Daher sollten Sie auch auf Nährstofftabellen am Ende von Rezepten achten, um passend kalkulieren zu können.

Zutaten:

- 2 EL (Avocado-)Öl
- 6 Eier, aufgeschlagen und verrührt
- 4 reife, gewürfelte Tomaten
- 2 in feine Streifen geschnittene Frühlingszwiebeln

Zubereitung:

1. Erhitzen Sie das Öl in einer Pfanne oder einem Wok und kochen Sie die Eier darin zu Rührei. Übergaren Sie die Eier nicht – sie sollten nicht ganz durch sein.
2. Nehmen Sie das Ei aus der Pfanne und lassen Sie es ruhen, während Sie die anderen Zutaten verarbeiten.
3. Geben Sie die Frühlingszwiebel in die Pfanne, kochen und rühren Sie, bis diese glasig werden.
4. Fügen Sie die Tomaten dazu. Kochen Sie, bis die Flüssigkeit verkocht ist und die Tomaten durch sind.
5. Geben Sie die Eier zurück in die Pfanne zum Gemüse.
6. Erhitzen Sie die Eier erneut und rühren Sie, bis die Eier durch sind.

8. Vegane, glutenfreie Falafel

Falafel zählen zu den berühmtesten nahöstlichen Gerichten. Hier ist ein veganes Rezept, das Sie unbedingt probieren sollten.

Zutaten:

- 4 Tassen vorbereiteter und geschnittener Mangold oder anderes Blattgemüse
- 450g getrocknete Kichererbsen – vor dem Kochen 12h einlegen
- 3 große Knoblauchzehen, gehackt
- 2 EL Tahini
- 2 EL frischer Zitronensaft
- ¼ TL Kreuzkümmel
- Meersalz und schwarzer Pfeffer
- 3-4 EL glutenfreies Mehl
- 4 EL Traubenkern- oder Rapsöl

Zubereitung:

1. Mischen Sie Gemüse, Kichererbsen, Knoblauch, Tahini, Zitronensaft und Kreuzkümmel mit Salz und Pfeffer in einem Mixer zu einer glatten Masse.

2. Vermischen Sie die Masse in einer Schüssel löffelweise mit dem Mehl, bis die Masse dick wird.
3. Geben Sie noch einen Klecks Tahini in die Masse.
4. Würzen Sie die Grundmasse ausgiebig: Gewürze sind der entscheidende Schritt jedes Rezepts!
5. Erhitzen Sie 4 EL Öl in einer Pfanne.
6. Formen Sie mit zwei Esslöffeln die Falafel und braten Sie sie in der Pfanne von beiden Seiten goldbraun.
7. Servieren Sie die Falafel mit Hummus,

9. VEGANER CEASAR-SALAD

Zutaten

Für die Kichererbsen-Croutons:

- 1 Dose Kichererbsen, gewaschen
- 1 TL extra-natives Olivenöl
- ½ TL Meersalz
- ½ TL Knoblauch
- ¼ TL Cayennepfeffer

Für das Caesar-Dressing:

- ½ Tasse Cashew-Nüsse, über Nacht in Wasser eingelegt
- ¼ Tasse Wasser
- 2 EL extra-natives Olivenöl
- 1 EL Zitronensaft
- ½ EL Dijon-Senf
- ½ TL Knoblauch – oder mehr, wenn Sie Knoblauch mögen
- ½ EL vegane Worcestershire-Sauce
- 2 TL Kapern
- Salz und Pfeffer zum Abschmecken

Für den „Parmesan“ aus Nüssen und Samen:

- 1/3 Tasse rohe Cashews
- 2 EL Hanfsamen
- 1 kleine Knoblauchzehe
- 1 EL extra-natives Olivenöl
- ½ TL Knoblauchgranulat
- Salz zum Abschmecken

Für den Salat:

- 1 kleiner/mittelgroßer (Schwarz-)Kohl
- 2 kleine Salatköpfe

Zubereitung:

1. Die über Nacht in Wasser eingelegten Cashews abspülen.
2. Kicherbsen aus der Dose abspülen und auf einem Backblech ausbreiten. Mit Gewürzen, Salz und Olivenöl besprenkeln. Etwa 20 Minuten bei 180 Grad rösten, dann zu einem Backpapierpäckchen falten und erneut 10 Minuten in den Ofen geben.
3. Die Cashews mit den anderen Zutaten für das Dressing – außer das Salz – in einem Mixer geben und zu einer Sauce mixen.
4. Für den „Parmesan“ Cashews mit Knoblauch in den Mixer geben. Einmal mixen, dann den

Rest der Zutaten dazugeben. Mixen, bis eine glatte Masse entsteht und abschmecken.

5. Kohl und Salat, waschen, vorbereiten und in mundgerechte Stücke teilen. Gemeinsam in eine Schüssel geben.
6. Salat mit Dressing beträufeln, Kichererbsen und „Parmesan“ dazu geben.

10. VEGANER, GLUTENFREIER KAROTTENKUCHEN

Zutaten:

- 2,5 Tassen glutenfreies Mehl
- 1 EL Zimt
- 2 ½ TL Backpulver
- 1 TL Salz
- ½ TL Muskatnuss
- Eine Prise geriebene Nelken
- Etwas Ingwer
- 400 g geschälte Karotten
- 1 Tasse Puderzucker
- 1 Tasse brauner Zucker
- 4 „Ei-Ersatz-Eier“ aus ¼ Tasse Leinsamen und ¾ Tasse Wasser
- ¾ Tasse Öl
- Optional: 1 Tasse gehackte Paranüsse oder Walnüsse

Zutaten für das Frosting:

- 2 Tassen Puderzucker
- 1 ½ Tassen Butter oder Margarine (vegan)
- 3 EL Hafer-, Mandel-, Reis- oder Sojamilch
- 1 EL Apfelessig

- 2 TL Vanilleextrakt
- 1 TL Zitronensaft
- Eine Prise Salz

Zubereitung:

1. Mischen Sie Mehl, Backpulver, Zimt, Muskatnuss, Salz, Nelken und Ingwer in einer Schüssel.
2. Reiben Sie die Karotten (von Hand oder in einer elektrischen Reibe)
3. Fügen Sie Zucker und Ei-Ersatz zu den Karotten und mixen sie.
4. Geben Sie das Öl zur Mischung.
5. Geben Sie die Karottenmischung zum Mehl und verrühren Sie die Zutaten zu einem glatten Teig.
6. Backen Sie den Kuchen im Ofen bei 180 Grad in einer gemehlten Backform. Je nach Größe der Backform dauert es 20-35 Minuten, bis der Kuchen durch ist. Machen Sie die Stäbchenprobe dafür.
7. Kombinieren Sie alle Zutaten für das Frosting und mixen Sie diese. Verteilen Sie das Frosting anschließend auf dem Kuchen.

11. Gefüllter Ofen-Süßkartoffel mit Avocado-Sauce

Zeigen Sie mir eine Person, die keine Kartoffeln mag – Sie werden niemanden finden.

Zutaten:

- 4 mittelgroße Süßkartoffeln
- 1 EL extra-natives Olivenöl
- 1 gehackte Knoblauchzehe
- 1 Bund Mangold oder Kohl
- 1 Dose Kidney- oder Käferbohnen, schon abgegossen und gewaschen
- Salz und Pfeffer zum Abschmecken
- (Joghurt-)Dressing nach Wahl

Zubereitung:

1. Heizen Sie Ihren Ofen auf rund 200 Grad vor und bereiten Sie das Backblech mit Backpapier oder Öl vor.
2. Stechen Sie mit einer Gabel Löcher in die Süßkartoffeln, um sicherzugehen, dass diese gleichmäßig garen. Beträufeln Sie die

Süßkartoffeln mit dem Olivenöl und backen Sie sie für 45-60 Minuten, bei großen Kartoffeln gegebenenfalls auch länger.

3. Nehmen Sie eine Pfanne und erhitzen Sie Olivenöl darin. Geben Sie den Knoblauch dazu und rösten Sie ihn an, bis er leicht anbräunt.
4. Fügen Sie Mangold oder Kohlblätter dazu und löschen Sie sie mit ein wenig Wasser ab. Schwenken Sie die Blätter in der Pfanne, bis das Gemüse durch ist, fügen Sie die Dosenbohnen dazu und schmecken Sie mit Salz und Pfeffer ab.
5. Schneiden Sie die Süßkartoffeln in Hälften. Bedecken Sie die Kartoffelhälften mit dem Bohnen-Blattgemüse und toppen Sie das Ganze mit Dressing.

12. Süsskartoffel-Enchiladas mit cremiger Avocado-Koriander-Sosse

Zutaten

Für die Enchiladas:

- 2 Tassen geschälte und geschnittene Süßkartoffeln
- 1 EL Olivenöl
- 1 rote Zwiebel, klein geschnitten
- 2 Knoblauchzehen
- Meersalz und frisch geriebenen Pfeffer
- 1 rote Paprika, in Würfel geschnitten
- 1 Dose Kidney- oder Käferbohnen, schon abgespült
- 3 Tassen Salsa-/Enchiladasauce oder passierte Tomaten
- 1 EL frisch gepresster Zitronensaft
- 1 TL Chilipulver
- ½ TL Kreuzkümmel
- 8-12 Tortillas (je nachdem, wie viele in Ihre Auflaufform passen)
- 400g Putenhackfleisch

Für die Avocado-Sauce:

- ½ Tasse frischer Koriander
- 1 mittelgroße Avocado
- 2 EL Zitronensaft
- ¼ TL Salz
- ½ EL Knoblauchgranulat

Zum Anrichten:

- Frische Korianderblätter
- Eine geschnittene Frühlingszwiebel

Zubereitung:

1. Geben Sie die geschnittenen Süßkartoffeln in einen Topf und füllen Sie mit Wasser soweit auf, dass die Kartoffeln bedeckt sind. Bringen Sie das Wasser zum Kochen und drehen Sie dann zurück; lassen Sie das Wasser dann köcheln bis die Süßkartoffeln durch sind.
2. Geben Sie die geschnittene Zwiebel und den gepressten Knoblauch mit Öl in eine Pfanne und lassen Sie beides für etwa fünf Minuten anschwitzen.
3. Würzen Sie mit Salz und Pfeffer.
4. Geben Sie die gekochten Süßkartoffeln, die Bohnen und die Paprika zum Zwiebel in die Pfanne.

5. Kochen Sie alles auf mittlerer Hitze für etwa 8-10 Minuten.
6. Löschen Sie mit einer halben Tasse der Salsa- oder Tomatensauce ab und schmecken Sie mit Zitronensaft, Chilipulver und Salz ab.
7. Verteilen Sie eine Tasse der Tomaten-, Salsa- oder Enchiladasauce gleichmäßig in einer Auflaufform. Füllen Sie die Gemüsemasse dann gleichmäßig in die Tortillablätter und rollen Sie diese auf, indem Sie zuerst die Seiten einklappen und den Tortilla dann aufrollen. Legen Sie die Tortillas mit der Öffnung nach unten in die Auflaufform; wenn diese gefüllt ist, leeren Sie die verbleibende Tomatensauce auf die Enchiladas. Auch verbleibende Gemüsefülle können sie auf die Enchiladas geben.
8. Backen Sie die Enchiladas im Ofen bei etwa 180 Grad für 20 Minuten, bis alles heiß ist.
9. Bereiten Sie in der Zwischenzeit die Avocado-Sauce zu: mixen Sie mit einem Stand- oder Stabmixer den Koriander, fügen Sie dann die Avocado, den Zitronensaft, Salz und Knoblauch dazu und mixen Sie gemeinsam mit zwei Esslöffeln Wasser, bis die Masse cremig wird.

13. Warmer Salat aus Rosenkohl, Speck und Spinat

Dieser Salat ist – trotz der winterlichen Zutaten – ein leichtes, fast sommerliches Gericht, dass auch auf Picknicks gut ankommt. Nehmen Sie sich die Zeit, um es zuzubereiten etwa an einem sonnigen Tag, wenn Sie Lust auf etwas Neues haben, dass ihren Wunsch nach einem Wohlfühlessen erfüllt. Dieser Snack wird schnell ihre erste Wahl für diese Gelegenheiten werden. Es ist ein warmer Salat, der nichts als gute Stimmung verbreitet und fast jedem gut schmeckt.

Zutaten:

- 8 Scheiben Speck
- 2 Tassen Rosenkohl / Kohlsprossen, vorbereitet und dünn geschnitten
- 1 ½ TL Kümmel
- 3 EL Öl
- 3 EL Weißweinessig
- ¼ TL Zucker
- 250g Spinat – gewaschen und geschnitten

Zubereitung:

1. Braten Sie den Speck auf mittlerer Hitze in einer großen Pfanne an bis er hellbraun und knusprig wird.
2. Zerbröseln Sie den Speck und stellen Sie ihn vorerst zur Seite.
3. Nutzen Sie die selbe Pfanne und geben Sie den Rosenkohl und den Kümmel hinein.
4. Rühren Sie um und braten Sie den Rosenkohl an, bis er weich wird.
5. Nehmen Sie die Pfanne von der Hitze. Rühren Sie direkt eine Mischung aus Essig, Öl und Zucker in den Rosenkohl ein.
6. Geben Sie den Spinat dazu und vermengen Sie das Gemüse.
7. Braten Sie alles noch einmal kurz an.
8. Würzen Sie den Salat mit Pfeffer und Salz; geben Sie den Speck dazu.
9. Servieren Sie den Salat. Mahlzeit!

Kapitel 3: Wie kreiere ich meinen eigenen Ernährungsplan? Die Pegan-Diät verstehen

Einen sinnvollen Ernährungsplan zu erstellen besteht nicht einfach nur darin, bestimmte Lebensmittel wegzulassen oder häufiger zu sich zu nehmen. Vielmehr braucht es fast eine Expertenmeinung, die Sie dabei unterstützt, ihr Ziel zu erreichen. Ob dieses nun darin besteht, Gewicht zu verlieren oder einfach nur neue Essgewohnheiten aufzubauen – es ist immer gut, ein oder zwei Dinge darüber zu lernen, wie man einen Diätplan aufbaut, der nicht nur dabei hilft, das Ziel am effektivsten zu erreichen, sondern auch dafür sorgt, dass Ihr Körper all jene Nährstoffe erhält, die ihm helfen, gesund zu bleiben.

Viele, die gesünder und besser essen wollen, und vor allem jene, die Gewicht verlieren wollen, sind immer auf der Suche nach einem einfachen Ernährungsplan, der von Ernährungsexperten entwickelt wurde und perfekt auf die eigenen Bedürfnisse zugeschnitten ist. In diesem Kapitel zeigen wir Ihnen Schritt für Schritt, wie Sie sich selbst diesen Ernährungsplan zusammenstellen können.

Jeder Mensch und jeder Körper ist einzigartig. Es ist daher schon rein technisch auch für Experten nicht möglich, einen einzigen Speiseplan zu erstellen, der die Nährstoffversorgung aller Menschen gleichzeitig absichert. Daher ist es wichtig, über verschiedene Lebensmittelgruppen informiert zu sein – nicht nur über ihre Nährstoffe, sondern auch über Portionsgrößen – um die Diät an die eigenen Bedürfnisse und Ziele anzupassen, um so einen maßgeschneiderten Plan nur für Sie zu erstellen.

Diese detaillierte Information wird ihnen helfen, sich mit verschiedenen Lebensmitteln auseinander zu setzen, ihre Funktion und die sinnvolle Konsumationsmenge kennenzulernen um schließlich entscheiden zu können, welche Lebensmittel Sie über den Tag verteilt konsumieren sollten, um eine gesunde Ernährung möglich zu machen.

Beginnen wir mit einer einfachen Kategorisierung aller Lebensmittel, die uns in unserem täglichen Leben begegnen. Egal welches Lebensmittel Sie sich aussuchen: jeder Bestandteil einer Mahlzeit kann in eine der Kategorien oder Unterkategorien eingeteilt werden. Die Kategorien, die wir im Folgenden behandeln sind Obst, Gemüse, Proteine, Getreide, Blattgemüse, proteinhaltige Snacks und abschließend

Gewürze und Kräuter, die den Geschmack der Speisen verbessern.

Die Portionsgrößen der Lebensmittel zu verstehen ist wichtig, um einen Ernährungsplan zu erstellen, der zum einen die Nährstoffversorgung sichert, Sie aber auch nicht hungrig zurücklässt. Ein Fehler, der oft bei klassischen Diäten gemacht wird, ist, den „Zufriedenheitsfaktor" in der eigenen Nahrungsaufnahme zu vernachlässigen. Unser Körper braucht alle möglichen Lebensmitteltypen – aber in unterschiedlichen Mengen. Die Entscheidung, welches Lebensmittel wir in welcher Menge zu uns nehmen, ist es also, die uns sowohl gesund als auch glücklich werden lässt.

Im Folgenden sehen wir uns die erlaubten Portionsgrößen aller Lebensmittelkategorien genauer an.

1. Obst

Manche Ernährungskonzepte basieren darauf, zu behaupten, dass Fruchtsäfte und Smoothies gesünder als frisches, unverarbeitetes Obst wären. Das ist jedoch schlicht und einfach unwahr. Frisches Obst ist für gewöhnlich immer die bessere Wahl als Fruchtsäfte oder getrocknetes Obst. Das ist deshalb so, weil frische Früchte immer den höchsten Nährstoffgehalt pro Portionsgröße haben. Einzig gefrorene Früchte können als Alternative herhalten. Die Portionsgröße können Sie wie folgt festlegen:

- Ein durchschnittlich großes Stück Frucht (bei Äpfeln, Bananen, Orangen usw.)
- 1 Tasse oder 80g geschnittenes Obst
- ½ Tasse (125ml) frisch gepresster Fruchtsaft
- 1 kleine Hand voll getrocknete Früchte

2. GEMÜSE

Gemüse wird als das Herzstück gesunder Ernährung angesehen – und das mit Recht. Gemüsesorten haben die geringste Kalorienmenge pro Gramm und dennoch viele Nährstoffe. Tatsächlich haben Blattgemüse wie Salat und Kohl so wenige Kalorien, dass sie eigentlich in beliebigen Mengen gegessen werden können. Eine Portion Gemüse ist somit entweder

- 80g oder eine Tasse aller möglichen Gemüse
- Bei grünen Blattgemüsen ist die Menge unbegrenzt

3. PROTEINQUELLEN

Nicht alle Lebensmittel, die viel Protein enthalten, sind auch für eine gesunde und kalorienreduzierte Ernährung geeignet. Proteine oder Milchprodukte, die viel Fett enthalten, beinhalten vielmehr oft auch viele Kalorien und bringen so einen Ernährungsplan, der Wert auf Kalorienmengen legt, durcheinander. Für die Pegan-Diät oder andere gesunde Diäten werden daher fettarme Proteine bevorzugt, um die positiven Punkte daraus zu gewinnen, ohne die negativen Aspekte mitnehmen zu müssen. Einige Proteine, die wenig Fett haben und die Sie daher in Ihre Ernährung einbauen können, finden Sie hier:

- 1 ganzes Ei und 4 Eiweiß oder 7 Eiweiß
- 85g gekochtes Puten-/Hühnerfleisch oder fettarmes Fleisch
- 100g gekochten Fisch
- 1 Tasse fettreduziertes Naturjoghurt
- 250ml fettarme Milch
- 125g Tofu

4. Getreide und stärkehaltige Lebensmittel

Vollkorngetreide sind voll mit Ballaststoffen und daher vor allem im Vergleich mit normalen Getreiden zu bevorzugen – daher sollten Sie auch bei Reis und Brot zu den Vollkornsorten greifen. Sie liefern Ihnen auch mehr Mineralien und Vitamine als verarbeitete Sorten. Daher sind sie in allen Fällen eine bessere Wahl als weißes Mehl oder Reis. Vollkornsorten – ob es bei Nudeln, Reis, Brot oder Getreiden ist – sind immer die beste und gesündeste Entscheidung.

- 1 Scheibe Voll- oder Multikornbrot
- 250g Haferflocken
- 150g gekochte Getreide oder Hülsenfrüchte (Reis, Quinoa, Pasta, Bohnen, Erbsen, Linsen, Kichererbsen etc.)
- ½ große Kartoffel
- 2 Maistortillas

5. Proteinhaltige Snacks

Kleine proteinhaltige Snacks sind etwas, zu dem Sie greifen können, wenn Sie eine schnelle Mahlzeit zwischendurch brauchen und nicht direkt auf kohlenhydrathaltige Snacks zurückgreifen wollen. Sie beinhalten – wie der Name schon sagt – viel Protein und weniger Kalorien. Dennoch sollten Sie nie statt einer vollwertigen Mahlzeit in großen Mengen gegessen werden, sondern immer nur als kleiner Energieschub für Zwischendurch. Sie sollten sich damit nicht den Appetit für die Hauptmahlzeiten verbieten. Einige leichte Snacks sind etwa:

- 30g geröstete Nüsse
- 250ml fettreduzierte Milch
- 125g Joghurt oder fettarmer Hüttenkäse
- 60g Hummus

6. Geschmacksverstärker

Jede Mahlzeit braucht Geschmack – und dem kann man immer nachhelfen, auch wenn es nur ein kleines Aufpeppen einer schon guten Mahlzeit ist. Die Bezeichnung „Geschmacksverstärker“ ist daher nicht im klassischen Sinne – also wie Glutamat – zu verstehen, sondern bezieht sich viel mehr auf Lebensmittel, die entweder von sich aus geschmacksintensiv sind oder den Geschmack anderer Lebensmittel verbessern. Kleine Mengen Zucker / zuckerhaltige Lebensmittel oder Fett können für diesen Geschmackskick zu den Mahlzeiten oder zu Lebensmitteln gegeben werden. Trotzdem gibt es im Ernährungsplan eine Begrenzung dieser Mittel, weil Sie unnötige Kalorien darstellen. Jedes der folgenden Lebensmittel enthält in den angegebenen Portionsgrößen etwa 70 Kalorien.

- Eine kleine Handvoll Nüsse
- 10ml Sonnenblumen- oder Rapsöl
- 30g fettreduziertes Salatdressing
- 30g Ketchup
- 20g Marmelade, Sirup, Zucker oder Honig
- 30g Kaffeesahne
- 15g Parmesan

- ¼ mittlere Avocado
- 20g fettarme Mayonaise oder Sauerrahm

7. Immer erlaubte Lebensmittel

Es gibt einige Lebensmittel, die so wenige Kalorien haben, dass Sie in der Pegan-Ernährung immer und in unbegrenzten Mengen erlaubt sind. Auch wenn Sie manchmal nur für den Geschmack verwendet werden, können Sie diese Lebensmittel uneingeschränkt verwenden.

- Kräuter und Gewürze
- Zwiebel und Knoblauch
- Zitronen und Zitronensaft
- Salsa, scharfe Saucen
- Senf
- Essig
- Meerrettich
- Vanille-, Pfefferminz- und anderer Extrakt
- Sojasauce
- Suppe oder Bouillon
- Ölsprays fürs Anbraten
- Kalorienfreie Getränke und Süßstoffe

Kapitel 4: Ernährungspläne

Egal wie leicht es möglicherweise aussieht: Diät- und Ernährungspläne sind sehr komplex. Nun, wo Sie die vorgegebenen Portionsgrößen für die verschiedenen Lebensmittelkategorien kennen, sehen wir uns an, wie ein typischer Tag mit der Pegan-Ernährung aussehen kann. Sie finden daher vier beispielhafte Pläne für einen jeweils unterschiedlichen Kalorienbedarf.

1. 1200-Kalorien-Plan

Zum Frühstück: eine Portion Protein + eine Portion Obst (oder Gemüse, wenn Sie lieber herzhaft frühstücken)

Zu Mittag: eine Portion Protein + eine Portion Gemüse + etwas knackiges und leckeres grünes Blattgemüse + etwas Gewürz

Wenn Sie einen Snack wollen: eine Portion des proteinhaltigen Snacks + eine Portion Obst oder Gemüse – je nachdem, was Sie lieber essen

Zum Abendessen: eine Portion Protein + eine Portion Getreide oder stärkehaltige Lebensmittel + zwei

Portionen Gemüse + 1 Portion grünes Blattgemüse + etwas Geschmackverstärkendes

Wenn Sie noch einen Snack brauchen: eine Portion Obst

2. 1500-Kalorien-Plan

Zum Frühstück: eine Portion Protein + eine Portion Obst (+optional ein Gemüse)

Zu Mittag: je eine Portion Protein + Gemüse + Blattgemüse + ein Geschmacksverstärker Ihrer Wahl + ein Gemüse + ein stärkehaltiges Lebensmittel

Mögliche Snacks: eine Portion des proteinhaltigen Snacks + eine Portion Obst oder Gemüse

Zum Abendessen: zwei Portionen proteinreicher Lebensmittel + zwei Portionen Gemüse + eine Portion Blattgemüse + eine Portion Getreide + eine Portion Geschmacksverstärker

Ein möglicher Snack nach dem Abendessen: eine Portion Obst

3. 1800-Kalorien-Plan

Zum Frühstück: eine Portion proteinhaltiges Lebensmittel und eine Portion Obst (oder Gemüse, wenn Sie lieber herzhaft frühstücken – wenn Sie viel Appetit haben, können Sie gerne auch beides frühstücken)

Zu Mittag: eine Portion Protein + eine Portion Gemüse + eine Portion Blattgemüse + ein Geschmacksverstärker Ihrer Wahl + eine Portion Obst + eine Portion stärkehaltiges Lebensmittel oder Getreide

Snacken können Sie: eine Portion proteinhaltiger Snacks + eine Portion Obst oder Gemüse

Zum Abendessen: Zwei Portionen proteinreicher Lebensmittel + zwei Portionen Gemüse + Blattgemüse + eine Portion Getreide + eine Portion Geschmacksverstärker

Ein möglicher Snack nach dem Abendessen: eine Portion Obst

4. 2200-Kalorien-Plan

Zum Frühstück: zwei Portion Proteine + eine Portion Obst + wenn Sie Lust darauf haben: eine Portion Gemüse, abhängig von Ihrem Appetit + eine Portion stärkehaltige Lebensmittel oder Getreide

Vormittagssnack: eine Portion Proteinsnack

Zu Mittag: zwei Portionen proteinhaltige Lebensmittels + Blattgemüse + zwei Portionen Gemüse + eine Portion Getreide oder stärkehaltige Lebensmittel + eine Portion Geschmacksverstärker + eine Portion Obst, um auch etwas Süßes zu essen

Snack: eine Portion Obst oder Gemüse + eine Portion proteinhaltiger Snacks

Zum Abendessen: zwei Portionen Proteine + zwei Portionen stärkehaltige Lebensmittel oder Getreide + zwei Portionen Gemüse + Blattgemüse + zwei Portionen Geschmacksverstärker

Snack nach dem Abendessen: eine Portion Obst

Nun, da Sie wissen, welche Lebensmittel Sie in welchen Mengen abhängig von Ihrem persönlichen Kalorienbedarf (den Sie nicht unterschreiten sollten) zu sich nehmen sollten, sollten Sie dieses neue Wissen in einen persönlichen Speiseplan umlegen. Nehmen Sie sich die Zeit, um ihr persönliches Wochenmenü zu erstellen, das ganz von Ihren Geschmacksvorlieben und Lieblingsspeisen geprägt ist. Der oben vorgestellte Guide, der Portionsgrößen verschiedener Lebensmittel ebenso aufgezeigt hat wie mögliche Ernährungspläne, in denen diese vorkommen, gibt Ihnen die Basis, auf der Sie Ihren eigenen, gut-durchdachten Speiseplan aufbauen können.

Kapitel 5: Die pegane Ernährung vs. andere Ernährungsformen

Wir leben in einem Zeitalter, das von einem Fitnesswahn und einem neuen Gesundheitsbewusstsein geprägt ist – und so gut eine sportliche Betätigung in Kombination mit bewusster Ernährung für Ihren Körper ist: nicht jede Trenddiät ist auch gesund. Das Ziel der meisten Diäten ist Gewichtsverlust oder -zunahme, wobei behauptet wird, dieses Ziel in kürzester Zeit erreichen zu können. Tatsächlich sind diese Diäten nicht nur nicht erfolgreich, sondern Sie sollten Sie am besten auch Ihrer Gesundheit zu liebe gar nicht erst ausprobieren. Sie sind langfristig unwirksam und ungesund, weil Sie die internen Systeme Ihres Körpers, Ihre Organe, durcheinander bringen und damit gesundheitliche Risiken bergen. Dennoch gibt es auch Diäten, die von Ärzten und Experten empfohlen werden, weil sie eben keine „Ergebnisse-sehen-Sie-bereits-in-zwei-Wochen"-Diäten sind. Diese Diäten sind weniger Diäten, sondern langfristige Ernährungsumstellungen – Entscheidungen für einen gesunden Lebensstil, die wissenschaftlich gestützt und auf Ihren Körper zugeschnitten sind.

Basierend auf verschiedenen Lifestyle-Philosophien haben diese Ernährungsformen doch alle ein gemeinsames Ziel: die Gesundheit. Sie bestehen aus einfachen Essens-Entscheidungen, die langsam und schrittweise angepasst werden und Verbesserungen für Körper und Psyche mit sich bringen. Der erste Schritt zur Wahl der besten Ernährungsform ist, über die verschiedenen Möglichkeiten zu lesen und zu lernen, welchen Zweck sie verfolgen und welche Vorteile sie für Ihren Körper bringen.

Unter den bekanntesten Ernährungsformen, die langanhaltende Umstellung mit sich bringen, sind die vegane Ernährung, die Paleo-Diät und die ketogene Ernährung. Obwohl diese bereits angesprochen wurden, möchten wir nun noch tiefer eintauchen, um die Konzepte zu verstehen, auf welchen diese Ernährungsformen basieren. Weil jede Person und jeder Körper unterschiedlich sind, gibt es nicht die *eine* Diät, die für alle Menschen sofort passend ist. Nun wissen wir schon vieles über die pegane Ernährung. Sehen wir uns also drei weitere Ernährungsformen an – und wie die Pegan-Diät es schafft, Brücken zwischen diesen Ernährungsformen zu bauen, um einen flexiblen Plan zu erstellen.

1. Vegane Ernährung

Das Grundkonzept der veganen Ernährung ist es, jegliche tierische Produkte zu vermeiden. Entstanden ist diese Ernährungsform vor allem aus tierrechtlichen und -ethischen Bedenken: die schlechten Lebensbedingungen von Tieren in Massentierhaltung sollen ebensowenig unterstützt werden wie das Schlachten von Tieren generell – auch diese haben ein Recht auf Leben. Dieser Gedanke ist aber oft nur schwer mit dem schnellen, städtischen Leben vereinbar oder bedeutet zumindest eine große Veränderung im täglichen Leben.

Die vegane Ernährung geht noch einen Schritt weiter als Vegetarismus, wo nur kein Fleisch konsumiert wird. Veganismus verbannt alle tierischen Produkte aus der Ernährung – was heißt, dass Sie für viele Produkten einen Ersatz finden müssen. Dies beginnt bei tierischen Proteinen aus Fleisch, betrifft aber auch Käse und Milch, welche in der veganen Ernährung durch pflanzliche Produkte ersetzt werden. Die pegane Ernährung nimmt aus dem Veganismus genau diese Idee der pflanzenbasierten Ernährung in Kombination mit der Vermeidung von Milchprodukten

– nur, dass bei der Pegan-Diät auch Fleisch konsumiert werden darf.

Wenn sie richtig gemacht wird, ist die vegane Ernährung eine Ernährungsform, die in Bezug auf Proteine, Vitamine und Nährstoffe gut ausgewogen und gesund ist. Studien zeigen, dass VeganerInnen oft gesünder sind und die vegane Ernährung Übergewicht verringert, den Cholesterinspiegel reguliert und zu einer höheren Lebenserwartung beiträgt. All diese Vorteile treffen aber nur zu, wenn darauf geachtet wird, den Nährstoffhaushalt zu erhalten: Proteine und Calcium beispielsweise sind vor allem in tierischen Produkten in hohen Mengen zu finden – für diese Nährstoffe muss also ein Ersatz gefunden werden, um keinen Nährstoffmangel hervorzurufen. Das bedeutet auch, dass Veganismus immer mit Arbeit und Willenskraft verbunden ist, weswegen manche Menschen es schwierig finden, sich vegan zu ernähren. Und obwohl die Frage des Nährstoffmangels umstritten ist, sind nicht alle Ernährungsexperten von der Idee der rein-pflanzlichen Ernährung überzeugt.

2. Die Paleo-Diät

Paleo- oder Steinzeiternährung ist eine der meistangewandten und entwickelten Nahrungskonzepte (vor allem) in der Fitnesscommunity. Das Konzept basiert auf der Idee, nur Nahrungsmittel zu sich zu nehmen, die schon in der Steinzeit für unsere VorfahrInnen verfügbar war. Paleo bedeutet somit: unverarbeitete Bio-Lebensmittel, manchmal auch Wildfrüchte. Die Verbindung von Fleisch und chemiefreien, unverarbeiteten Lebensmitteln in der Pegan-Ernährung wurde somit von der Paleo-Diät übernommen.

Ähnlich wie die vegane Ernährung trägt auch die Paleo-Ernährung dazu bei, Cholesterin und Übergewicht zu reduzieren, Krankheiten zu vermeiden und zur generellen Gesundheit beizutragen. Sie wird daher vor allem DiabetikerInnen und Menschen mit Erkrankungen des Magen-Darm-Trakts (wie Morbus Crohn und Colitis ulcerosa) empfohlen. Das „Geheimnis“ der Paleo-Diät ist eine Verringerung beziehungsweise Vermeidung bestimmter Lebensmittel wie etwa Kohlenhydrate,

Milchprodukte, verarbeiteter Produkte und raffinierter Öle.

Obwohl die Paleo-Diät ähnlich wie die vegane Ernährung auf gesundheitliche Verbesserungen abzielt, gibt es den entscheidenden Unterschied der Fleischkonsumation. Während die vegane Diät vollständig auf Fleisch verzichtet, erlaubt die Paleo-Diät eine bestimmte Menge Fleisch, setzt aber trotzdem den Fokus auf pflanzenbasierte Ernährung. Trotz dieser Gemeinsamkeit widersprechen sich die beiden Ernährungsformen also.

3. Ketogene Ernährung

Der Name der ketogenen Ernährung kommt von der „Ketose“ (dem sogenannten „Hungerstoffwechsel“), einem natürlichen Prozess des Körpers, der sich einstellt, wenn die Kohlenhydratzufuhr gering ist. Während dieses Prozesses werden Ketonkörper produziert, die Fette aufbrechen, um Energie für den Körper zu produzieren. Während Paleo- und Vegandiät also Kohlenhydrate erlauben, schränkt die ketogene Diät den Konsum stark ein und fokussiert sich vielmehr auf Fette und Proteine.

Die Kohlenhydrate, die in der Keto-Diät erlaubt sind, kommen von Gemüsesorten, Nüssen oder Milchprodukten – verboten sind dafür Getreidesorten, Zucker, Obst und stärkehaltige Lebensmittel, wohingegen für die Süße Beeren und Süßstoffe wie Stevia erlaubt sind. Bei der Zusammensetzung einer Mahlzeit, gilt die Faustregel, immer etwa 70% Fette, etwa durch fetthaltige Milchprodukte oder Öle und andere gute Fette, 25% Proteine aus Fleisch und Milchprodukten und nur 5% Kohlenhydrate zu verwenden. Fleisch in Maßen und die Vermeidung von zu vielen Getreiden ist also ähnlich wie bei der Pegan-Diät – in vielen anderen Aspekten widersprechen sich die Ernährungsformen aber: etwa bei der Konsumation von Früchten, Zucker und fetthaltigen Lebensmitteln.

Die ketogene Ernährung verringert nach wissenschaftlichen Erkenntnissen ebenfalls das Gewicht, kontrolliert den Blutzuckerspiegel und den Blutdruck, erhöht die Energie und reduziert Akne. Außerdem wird die ketogene Ernährung auch in der Behandlung von Epilepsie angewendet.

4. Ernährungsformen im Vergleich

Wenn Sie darüber nachdenken, eine dieser Ernährungsformen für sich selbst auszuprobieren, wirkt die ketogene Ernährung wohl am Schwierigsten. Aber alle drei Ernährungsformen haben eines gemeinsam: den Mangel an Balance. Die Gesundheit sollte nichts sein, wo Sie Kompromisse eingehen – aber auch, sich selbst stark einzuschränken und auf viele Lebensmittel zu verzichten ist für viele Menschen keine wirkliche Option. So oder so: jede Ernährung ist auf ihre Art extrem und weckt Debatten und Zweifel darüber, inwieweit diese gesund für den jeweiligen Menschen sind. Obwohl manche Aspekte jeder Ernährungsform von Ernährungsexperten für gut befunden werden, gibt es nur wenige Experten, die einzelne Diäten auch im Ganzen unterstützen. Aus diesem Grund wurde die Pegan-Diät entwickelt. Die Pegan-Diät ist eine Mischung aus verschiedenen Ernährungsformen, die die Schwäche jeder anderen durch die Kombination ausgleicht. Der einzige Grund für das schnelle Bekanntwerden der Diät geht also darauf zurück, dass Lebensmittel mit besten Nährstoffwerten in angemessenen Mengen kombiniert werden. Die Pegan-Diät bringt das Beste aus anderen Ernährungsformen in einem leicht zu befolgenden Nahrungsplan zusammen, der genauso gesund ist, aber viel weniger Stress mit sich bringt.

Die Ziele, die von anderen Ernährungsformen verfolgt werden, erreichen Sie also auch mit der Pegan-Diät – all dies sind Gründe, weswegen die Diät sowohl von Fitnessexperten als auch Ärzten empfohlen wird.

Kapitel 6: Einkaufsliste für die pegane Ernährung

Im Gegensatz zu anderen Diäten ist es bei der peganen Ernährung nicht notwendig, den gesamten Lebensstil zu verändern. Sie ist einfach umzusetzen: es gibt einige einfache Regeln, denen Sie beim Einkaufen folgen sollten. Aber auch diese sind nicht zu extrem. Die Effektivität der Ernährungsform und die gesundheitlichen Aspekte sind in Kombination mit der Einfachheit jene Gründe, die einen Aufruhr rund um die Pegan-Diät hervorgerufen haben. Sogar ÄrztInnen schätzen und empfehlen die Ernährungsform, weil Sie bestehende Krankheiten positiv beeinflusst und neuen Problemen vorbeugt, die durch das ungesunde Ernährungssystem unserer Zeit entstehen können. Die Toxine zu beseitigen, die durch verarbeitete und unnatürliche Lebensmittel in unseren Körper gelangt sind, ist der erste Schritt hin zu einem gesunden Körper.

Bevor wir uns die gesamte Liste von Lebensmitteln ansehen, die Sie einkaufen werden, gehen wir noch einmal die Grundprinzipien durch, die Sie sich angewöhnen müssen, wenn Sie ihre Ernährung auf pegan umstellen wollen. Zu Beginn sehen diese Prinzipien vielleicht etwas vage aus, wenn Sie sich damit beschäftigen, wird aber schnell alles klar.

Pegane Ernährung ist sowohl von ÄrztInnen als auch von Fitnessexperten abgesegnet und besteht im Grunde aus nichts Außergewöhnlichem.

Eine der ersten Regeln, die Sie verinnerlichen müssen, ist auf jeden Fall **alle Arten von verarbeiteten Lebensmitteln zu vermeiden**. Durch die Entwicklung aus der Paleo-Diät ist es auch in der Pegan-Diät absolut verboten, alle Lebensmittel aus verarbeiteter Herkunft zu sich zu nehmen – auch wenn es nur gefrorenes oder vorverarbeitetes Essen ist. Auch vorgeschnittene Gemüsesorten oder tiefgekühlte Pommes fallen in diese Kategorie. Jedes Essen, das schon verarbeitet aus der Fabrik kommt, ist mit Konservierungsmitteln und wer weiß mit welchen sonstigen Mitteln versehen, um es frisch zu halten. Das sollten Sie vermeiden. Alles Verarbeitete – beginnend bei zugesetzten Zuckern, Chemikalien und Farbstoffen bis hin zu genetisch modifizierten Lebensmitteln – sollten Sie nicht zu sich nehmen!

Obst und Gemüse machen einen wichtigen Teil Ihrer Ernährung aus. Durch die Verbindung von veganer und Paleo-Ernährung verwendet die Pegan-Diät rund 50-75% Pflanzen in jeder Mahlzeit. Der Schwerpunkt auf Obst und Gemüse macht es möglich, den Körper frisch, energetisiert und leicht zu halten und dabei trotzdem alle nötigen Nährstoffe aufzunehmen. Das ist vor allem dann hilfreich, wenn Ihr Ziel ist, Gewicht zu verlieren, den

Blutzuckerspiegel zu normalisieren oder Cholesterin und Diabetes unter Kontrolle zu halten.

Eine weitere Regel, die beide Ernährungsformen verbindet, ist die **Vermeidung von Milchprodukten**. Obwohl die vegane- und die Paleo-Diät aus unterschiedlichen Gründen keine Milchprodukte konsumieren, macht es aus der gesundheitlichen Perspektive keinen Unterschied. Milchprodukte erhöhen das Risiko von Übergewicht und Herzproblemen – während Sie aber keine Milch, Käse und Joghurt verzehren sollten, sind Eier nicht nur erlaubt, sondern viel mehr ein wichtiger Teil der Ernährung, der die Versorgung mit guten Fetten absichert.

Der größte Kontrast zwischen Vegan und Paleo ist der Konsum von Fleisch. Veganismus verbietet den Konsum jeglicher tierischer Produkte, die Paleo-Diät hingegen folgt den Fußspuren der Steinzeitmenschen, in deren Ernährung Fleisch eine große Rolle spielte. Die Pegan-Diät erlaubt Fleisch, geht aber einen Kompromiss zwischen den beiden Extremen ein: weder wird Fleisch vollkommen verboten, noch spielt es eine große Rolle in der Ernährung. Die pegane Ernährung erlaubt **Fleisch von Tieren aus Weide- oder Freilandhaltung, das frei von Antibiotika sein muss**.

Neben dem Fleisch von Weiderindern legt der Peganismus auch einen Schwerpunkt darauf, die richtigen Fette in richtigen Mengen zu sich zu nehmen, wie etwa Omega-3-Fettsäuren und andere gute Fette, die beispielsweise in Olivenöl, Nüssen, Samen, Kokosnuss und Avocado zu finden sind. Verwenden Sie keine stark verarbeiteten Öle wie Raps-, Sonnenblumen-, Maiskeim- und vor allem Sojaöl. Soja und Sojaprodukte – die etwa in der veganen Ernährung viel verwendet werden – sind ebenfalls auf der Liste jener Lebensmittel, die sie auf jeden Fall vermeiden sollten. Studien zeigen, dass diese den Hormonhaushalt durcheinander bringen können und Sojasorten auch oft genmodifiziert werden.

Im Gegensatz zur Paleo-Diät erlaubt die pegane Ernährung **glutenfreie Getreidesorten**. Vermeiden Sie Weizen, Dinkel, Grieß und Gerste und verwenden Sie stattdessen lieber Quinoa, Wildreis oder schwarzen Reis. Essen Sie Linsen in beschränkten Mengen, weil Sie Aufblähung und Verdauungsbeschwerden hervorrufen können.

Abschließend, aber absolut entscheidend: vermeiden Sie jegliche verarbeitete Lebensmittel! Verarbeitete Zucker und ähnliches heben Ihren Insulinspiegel und Ihren Blutzucker sprunghaft an – wählen Sie daher lieber natürliche Zucker, wie Früchte, Honig und Ahornsirup als auf künstliche Süßstoffe zurückzugreifen. Folgen Sie dem Prinzip: wenn es nicht in dieser Form in der Natur gefunden werden kann, sollten Sie es nicht essen.

Wenn Sie all diese Do's und Dont's einmal verinnerlicht haben, ist es nicht schwer, die Diät zu befolgen. Der Lebensmitteleinkauf ist nicht mehr schwer und kompliziert, wie Sie nun vielleicht denken. Wenn Sie die Regeln der Ernährungsmethode erst einmal zur Gewohnheit gemacht haben, ist es viel mehr sehr einfach. Als Hilfestellung finden Sie abschließend noch eine Einkaufsliste von Lebensmitteln, die pegan-geprüft sind und die Sie bei Ihrem nächsten Einkauf gerne mitnehmen können.

1. Frische Obst

Äpfel
Orangen
Bananen
Kirschen
Beeren
Zitronen
Aprikosen
Datteln
Mango
Kiwi
Grapfruit
Limonen
Pfirsiche
Zuckermelonen
Ananas
Granatapfel
Birnen
Feigen
Weintrauben
Wassermelonen

2. Frisches Gemüse

Kohl
Brokkoli
Tomaten
Gurken
Artischocken
Spargel
Rote Beete
Paprika

Rosenkohl/Kohlsprossen
Spinat
Blumenkohl
Sellerie
Mangold
Lauch
Aubergine
Zwiebel
Kraut
Zucchini
Pilze

3. Nüsse und Samen

Mandeln
Leinsamen
Chiasamen
Kürbiskerne
Cashewnüsse
Esskastanie / Maroni
Macadamianüsse
Sonnenblumenkerne
Pinienkerne
Pekanüsse
Walnüsse
Paranüsse
Pistazien
Kokosnuss

4. Gute Fette

Kokosöl
Extra-natives Olivenöl
Avocado-Öl

5. Soßen

Apfelessig
Senf

6. Alternativen zu Milchprodukten

Sojajoghurt
Hefe-Käse
Nussmilch / Hafermilch

7. Kräuter und Gewürze

Basilikum
Rosmarin
Oregano
Knoblauch
Minze

8. Süßstoffe

Honig
Ahornsirup
Dattelsirup
Kokosblütenzucker
Stevia
Fruchtsäfte

Darf ich Sie noch um einen Gefallen bitten?

Falls Ihnen dieses Buch gefallen hat, dann wäre ich Ihnen sehr verbunden, wenn Sie ein kurzes Review auf Amazon verfassen würden. Ich lese alle Bewertungen persönlich und kann so kontinuierlich dieses Buch erweitern.

Vielen Dank für Ihren Support!

Impressum:

Amer Kladnjakovic
Forstbergstraße 18
4470 Enns
Email: akladnja@gmx.at

Printed in Poland
by Amazon Fulfillment
Poland Sp. z o.o., Wrocław

23210441R00047